આરોગ્ય

મિહિર જાગૃતિ વોરા

આ પુસ્તક હું મારા માતા પિતા , મોટા ભાઈ ભાભી અને નાની પ્રિય ભત્રીજી ને અર્પણ કરું છું .

સામગ્રી

પ્રસ્તાવના

આ પુસ્તક માં મારા આજકાલ દૈનિક માં આવેલા મારી કોલમ એક નઝર ના લેખ છે .૨૦૦૫ થી ૨૦૧૪ સુધી મારા લેખ આ કોલમ માં આવ્યા હતા.

સ્વીકૃતિઓ

આ પુસ્તક માં મારા આજકાલ દૈનિક માં આવેલા મારી કોલમ એક નઝર ના લેખ છે આ માટે હું આજકાલ દૈનિક ના મેનેજમેન્ટ , તંત્રી , ટ્રસ્ટી અને તમામ પત્રકાર અને સ્ટાફ નો આભાર માનું છું . ૨૦૦૫ થી ૨૦૧૪ સુધી મારા લેખ આ કોલમ માં આવ્યા હતા.

આ પુસ્તક માટે મેં વિવિધ લેખ આધારિત માહિતી વિકિપીડિયા , લેખ ને લાગતા આવેલા વિવિધ અખબારી અહેવાલ અને જે તે લેખક ના લેખ ના સંદર્ભો નો સહારો લીધો છે તે સૌ નો હું આભાર માનું છું .

અનુક્રમણિકા

1

વજન મુજબ કેટલુ પાણી પીને નિયમિત રહો તંદુંરસ્ત

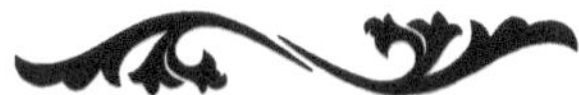

ધણા લોકોને દર રોજ યોગ્ય માત્રામાં પાણી પીવાથી સ્વાસ્થ્ય અને વજનપણ શુ અસર પડે છે ના અસલી મહત્વ વિશે જાણ નથી.

પણ શુ તમે જાણો છો કે નિયમિત રૂપથી યોગ્ય માત્રામાં પાણી પીવુ વાસ્તવમાં તમારી મેટાબોલ્જિમને વધારવાની સાથે વધુ ખાવા પર અંકુશ લગાવવામાં મદદ કરે છે.

ડોક્ટરથી લઈને ડાયેટીશિયન સુધી બધા લાંબા સમય સુધી ફીટ અને તંદુંરસ્ત રહેવા માટે રોજ ઓછામાં ઓછુ 8 ગ્લાસ પાણી મતલબ દિવસમાં લગભગ 2 લીટર પાણી પીવાની સલાહ આપવામાં આવે છે.

પણ શુ તમે જાણો છો કે દિવસમાં કેટલુ પાણી પીવુ જોઈએ એ સંપૂર્ણ રીતે તમારા સ્વાસ્થ્ય પર અધારિત છે. આજે અમે તમને બતાવી રહ્યા છીએ કે તમારે તમારા વજન મુજબ કેટલુ પાણી પીવુ જોઈએ.

તમારા શરીરને કેટલા પાણીની જરૂર છે એ માટે સૌ પહેલા જરૂરી છે કે તમને તમારા વજનની યોગ્ય માહિતી હોય. કારણ કે 50 કિલો વજન અને 80 કિલો વજનવાળા લોકોની પાણીની જરૂરિયાત જુદી જુદી હોય છે.

પાણી શરીરને ડિટોક્સ કરવા ઉપરાંત મેટાબોલિજ્મ અને પાચન જેવી અનેક વસ્તુઓના યોગ્ય કાર્ય માટે જવાબદાર હોય છે. તમે સાચુ વજન જાણ્યા પછી વજનને 30થી ડિવાઈડ કરો અને પછી જેટલી માત્રા આવે એટલુ જ પાણી

દિવસભરમાં પીવુ શરૂ કરો.

દા.ત. જો તમારુ વજન 60 કિલો છે તો તમારા શરીઅને હાઈડ્રેટ રાખવા અને અંગોને સારી રીતે કાર્ય કરવા માટે દિવસભરમાં 2 લીટર પાણી જરૂર પીવુ જોઈએ. ઠંડુ નહીં ગરમ પાણી પીવો,

ધણાં જ ફાયદા થશે કહેવાય છે કે જળ એજ જીવન છે અને જો કે તે જ સત્ય છે. જીવવા માટે પાણી પીવું કેટલું આવશ્યક છે તે સમજાવવાની જરૂર નથી. ક્ટરથી લઇને ડાયટિશિયન, દિવસમાં 7થી 8 ગ્લાસ પાણી પીવાની સલાહ આપે છે.

જ્યાં અનેક લોકો ઠંડુ પાણી પીવે છો તો કેટલાંકને ગરમ કે હુંફાળું પાણી પીવું પસંદ પડે છે. માનવામાં આવે છે કે ગરમ પાણી શરીર માટે બહુ ફાયદાકારક હોય છે.પાણી આપણા માટે કેટલાય પ્રકારે ફાયદાકાર છે.

આજે આપણે વાત ગરમ પાણીની કરીશું. જો પાણી ગરમ હોય તો કેટલાય ફાયદા કરે છે છે. ગરમ પાણી પીવાથી શરીરના કેટલાય રોગો દૂર થઈ શકે છે.

જો તમે ત્વચાની બીમારીથી પરેશાન હોય તો ગરમ પાણી અકસીર ઈલાજ છે. રોજ એક ગ્લાસ ગરમ પાણી પીવાનું શરૂ કરી દો ત્વચા પર ચમક આવી જશે.

શરીરમાં રહેલા ઝેરી પદાથીને બહાર કાઢવામાં ગરમ પાણી ખુબ ઉપયોગી છે.- સવારે ખાલી પેટ અને રાતે જમ્યા બાદ ગરમ પાણી પીવાથી ફૂડ પાર્ટિકલ્સ તૂટી જાય છે અને સરળતાથી મળ બનીને નીકળી જશે જના કારણે કબજિયાત અને ગેસ જેવી પાચન સંબંધી સમસ્યાઓ દૂર થઈ જશે.

ભૂખ વધારવામાં પણ ગરમ પાણીખૂબજઉપયોગીછે. એક ગ્લાસ ગરમ પાણીમાં લીંબુનો રસ, કાળા મરી અને મીઠુ ઉમેરી પીવાથી પેટનું ભારે પણું દૂર થાય છે.

ખાલી પેટ ગરમ પાણી પીવાથી મૂત્ર સંબંધી બીમારીઓ પણ દૂર થાય છે.- ગરમ પાણીનું નિયમિત સેવન કરવાથી બ્લડ સર્કુલેશન પણ ઝડપી થાય છે.

તાવ આવ્યો હોય ત્યારે પણ તરસ લાગી હોય ત્યારે ગરમ પાણી પીવું ફાયદાકારક છે.- પેટમાં ગેસ થયા કરતો હોય તો ગરમ પાણી પીવાતી ગેસ બહાર નીકળી જાય છે.- ગરમ પાણી પીવાથી ઉધરસ અને શદી સંબંધી રોગ દૂર થાય છે.

અસ્થમા, આંચકી, ગળામાં ખરાશ જેવા રોગોમાં પણ ગરમ પાણી ફાયદાકારક છે.- જો નાજુક કાયા માંગતા હોય તો રોજ એક ગ્લાસ ગરમ પાણીમાં લીંબુ અને મધ ભેળવી પીવાથી બોડી સ્લીમ થઈ જશે.

સવારના સમયે કે પછી દરેક ભોજન બાદ એક ગ્લાસ ગરમ પાણીમાં લીંબુ અને મધ મિક્સ કરીને પીવાથી ચરબી ઓછી થાય છે. લીંબુમાં પેકટિન ફાઇબર

હોય છે જે વારંવાર ભૂખ લાગતી રોકે છે.

જ્યારે પણ તમે કોઇ ગરમ વસ્તુ ખાઓ કે પીઓ છો તો પરસેવો બહુ નીકળે છે. આવું ત્યારે થાય છે જ્યારે શરીરનું તાપમાન વધી જાય છે અને પીધેલું પાણી તેને ઠંડુ કરે છે, ત્યારે જ પરસેવો નીકળે છે.

પરસેવાથી ત્વચામાંથી મીઠું બહાર નીકળે છે અને શરીરની અશુદ્ધિદ્ર થાયછે. મહિલાઓને પીરિયડ્સ દરમિયાન કે જો પેટમાં દુખાવો થતો હોય તો એક ગ્લાસ ઉકાળેલું પાણી પીવાથી દુખાવામાં રાહત મળે છે.

વળી માસિક શરૂ થવાના દિવસોમાં પેટમાં દર્દ થાય છે ત્યારે ગરમ પાણીમાં ઇલાયચી પાવડર મિક્સ કરીને પીઓ. આનાથી માસિકનું દર્દ તો દૂર થશે પણ શરીર, પેટ અને માથાના દુખાવામાં પણ રાહત મળશે.

જીવવા માટે પાણી પીવું કેટલું આવશ્યક છે તે સમજાવવાની જરૂર નથી. ડોક્ટરથી લઇને ડાયટિશિયન, દિવસમાં 7થી 8 ગ્લાસ પાણી પીવાની સલાહ આપે છે.

જ્યાં અનેક લોકો ઠંડુ પાણી પીવે છો તો કેટલાંકને ગરમ કે હુંફાળું પાણી પીવું પસંદ પડે છે. માનવામાં આવે છે કે ગરમ પાણી શરીર માટે બહુ ફાયદાકારક હોય છે.

જાણીએ ગરમ પાણી પીવાના કેટલાંકફાયદા ગરમ પાણી શરીરને અંદરથી સાફ કરે છે. જો તમારું પાચન તંત્ર યોગ્ય નથી રહેતું તો તમે દિવસમાં બેવાર ગરમ પાણી પીવો.

સવારે ગરમ પાણી પીવાથી શરીરના બધા ઝેરી તત્વો બહાર નીકળી જાય છે. જેનાથી શરીરની સંપૂર્ણ સાફ થઇ જાય છે. આમાં લીંબુ અને મધ નાંખીને પીશો તો મોટો ફાયદો થશે.

શરીરમાં પાણીની કમી સર્જાવાથી કબજિયાતની સમસ્યા પેદા થાય છે. દરરોજ સવારે એક ગ્લાસ ગરમ પાણી પીવાથી ફૂડ પાર્ટિકલ્સ તૂટી જાય છે અને સરળતાથી મળ બનીને નીકળી જશે.

સવારના સમયે કે પછી દરેક ભોજન બાદ એક ગ્લાસ ગરમ પાણીમાં લીંબુ અને મધ મિક્સ કરીને પીવાથી ચરબી ઓછી થાય છે. લીંબુમાં પેકટિન ફાઇબર હોય છે જે વારંવાર ભૂખ લાગતી રોકે છે.

જો ગળામાં પીડા કે ટોન્સિલ થઇ ગયા છે તો ગરમ પાણી પીઓ. ગરમ પાણીમાં સામાન્ય સિંધાલૂણ મિક્સ કરીને પીવાથી લાભમળેછે.

જ્યારે પણ તમે કોઇ ગરમ વસ્તુ ખાઓ કે પીઓ છો તો પરસેવો બહુ નીકળે છે. આવું ત્યારે થાય છે જ્યારે શરીરનું તાપમાન વધી જાય છે અને પીધેલું પાણી તેને ઠંડુ કરે છે,

ત્યારે જ પરસેવો નીકળે છે. પરસેવાથી ત્વચામાંથી મીઠું બહાર નીકળે છે અને શરીરની અશુદ્ધિ દૂર થાય છે.

માસિક શરૂ થવાના દિવસોમાં પેટમાં દર્દ થાય છે ત્યારે ગરમ પાણીમાં ઇલાયચી પાવડર મિક્સ કરીને પીઓ. આનાથી માસિકનું દર્દ તો દૂર થશે પણ શરીર, પેટ અને માથાના દુખાવામાં પણ રાહત મળશે.

સવારે ખાલી પેટ પાણી પીવાના અનેક ફાયદા છે. જો તમે તમારી બીમારીઓને કાબુમાં કરવા માંગો છો તો રોજ સવારે ઉઠીને પુષ્કળ પાણી પીવો.

ખાલી પેટ પાણી પીવાથી પેટની બધી ગંદકી દૂર થઈ જાય છે અને લોહી શુદ્ધ થાય છે. જેનાથી તમારુ શરીર બીમારીઓથી દૂર રહે છે. આપણુ શરીર 70% પાણીથી જ બનેલુ છે.

તેથી પાણી આપણા શરીરને વ્યવસ્થિત ચલાવવા માટે પુષ્કળ હદે જવાબદાર પણ છે. શુ તમે જાણો છો કે સવારે ખાલી પેટ પાણી પીવાનુ ચલણ ક્યાથી શરૂ થયુ ? આ ચલણ જાપાનના લોકોએ શરૂ કર્યું હતુ.

ત્યાના લોકો સવાર થતા જ બ્રશ કર્યા વગર 4 ગ્લાસ પાણી પી જાય છે. ત્યારબાદ તેઓ અડધો કલાક સુધી કશુ જ ખાતા નથી. બેસ્ટ રિઝલ્ટ મેળવવા માટે તમારે સવારે ઉઠતા જ 1.5 લીટર પાણી જેનો મતલબ હહે 5-6 ગ્લાસ પાણી પીવુ જોઈએ.

પાણી પીવાના 1 કલાક સુધી કશુ પણ ન ખાશો. આ ઉપરાંત તમારે એ વાતનું પણ ધ્યાન રાખવુ જોઈએ કે તમે રાત્રે દારૂનું સેવન ન કર્યું હોય.

તો ચાલો આજે જાણીએ ખાલી પેટ પાણી પીવાના ક્યા કયા ફાયદા છે. કહેવાય છેકે પાણી તમારા લોહીના ઘાતક તત્વોને બહાર કાઢે છે. જેનાથી ત્વચા ચમકદાર બને છે. નવી કોશિકાઓ બનશે.

સવારે સૌથી પહેલા પાણી પીવાથી માંસપેશીયો અને નવી કોશિકાઓનું નિર્માણ થાય છે. જ્યારે તમે સવારે ઠંડુ પાણી પીવો છો ત્યારે તમારા શરીરનુ મૈટાબોલિઝ્મ 24% સુધી વધી જાય છે જેનાથી તમે જલ્દી જ વેઈટ ઓછુ કરી શકો છો.

સવારે કશુ પણ ખાતા પહેલા જો તમે પેટ ભરીને પાણી પીવો છો તો તમારુ પેટ સારી રીતે સાફ થશે જેના કારણે તમારું શરીર પોષક તત્વને સહેલાઈથી ગ્રહણ કરી શકશે.

પાણી પીવાથી ગળાની બીમારી, માસિક ધર્મ, કેંસર, આંખોની બીમારી, ડાયેરિયા, પેશાબ સંબંધિત બીમારી, કિડની, ટીબી, ગઠિયા, માથાનો દુખાવો જેવી બીમારીઓ શરીરમાં દૂર થઈ જશે.

પીણી પીને જ્યારે તમારુ પેટ સાફ થઈ જાય છે ત્યારે આ રીતે તમને ભૂખ લાગે છે. જેનાથી તમે સવારે સારો બ્રેકફાસ્ટ કરી શકો છો. ખાલી પેટ પાણી પીવાથી રેડ બ્લડ સેલ્સ જલ્દી જલ્દી વધવા માંડે છે.

આમ પાણી પીવાથી ખુબ ફાયદો થાય છે. જ્યા દાક્તરી સારવાર ની જરુર પડે તો તરત સારવાર માટે દોડી જાજો.

૨
આરોગ્યની દ્રષ્ટિએ ફાયદાકારક છે નાળિયેર પાણી

આદિકાળથી મનુષ્ય નાળિયેર અને નાળિયેર પાણીનો ઉપયોગ પોતાની તંદુરસ્તી જાળવવા માટે કરતો આવેલ છે.

ભયંકર રોગ જેવા કે કોલેરા, ટાઈફોઈડ, જાડા, ઉલ્ટી જેવા જીવલેણ રોગોમાં નાળિયેરીનું પાણી ગ્લુકોઝની ગરજ સારે છે એ વાત જગજાહેર છે.

આ ઉપરાંત જુદા જુદા પ્રકારના રોગોમાં તે સીધુ અથવા આડકતરી રીતે ખૂબ જ ઉપયોગી છે.કાચા નાળિયેરના પાણીમાં રહેલા પોષક દ્રવ્યો તરીકે તેમજ દવાના ઉપયોગ તરીકે ખૂબ જ અગત્યતા ધરાવે છે. તે ઉનાળામાં તાજગી અને નિરોગીપણું આપે છે.

તેમાંથી ૧૦૦ ગ્રામ પાણીમાંથી ૧૭૪ કિલો કેલરી શક્તિ મળે છે.૭થી ૮ માસના કાચા નાળિયેરીના પાણીમાં કુલ શર્કરાનું પ્રમાણ ૫થી ૬ ગ્રામ (૧૦૦ મી.લી. પાણીમાં) જેટલું હોય છે. કે જેમાં ૯૫થી ૯૭ ટકા શર્કરા પરીવર્તનશીલ હોય છે.

જેમાં પોટેશીયમનું પ્રમાણ ખૂબ જ વધારે હોય છે. જે ૫૦ ટકાથી પણ વધારે કુલ ખનીજ તત્વોમાંથી હોય છે.નાળિયેરના પાણીમાં આશરે ૦.૧થી ૦.૧૮ ટકા પ્રોટીન હોય છે.

જેમાં ખાસ કરીને એલેનાઈન, ગ્લુમેટીન, એલેનાઈન, સીસ્ટીન, સેરીનનું પ્રમાણ વધારે હોય છે કે જે ગાયના દૂધ કરતા વધારે હોય છે. તેમજ તેમાં

એસ્કોરબીક એસીડ ૨.૨થી ૩.૭ મી.ગ્રા./૧૦૦ ગ્રામ પાણીમાંથી મળે છે.

આમ કાચા નાળિયેરમાં ક્ષારો ખૂબ જ પ્રમાણમાં રહેલ છે.નાળિયેર પાણીમાં રહેલ પ્રોટીન, ચરબી, શર્કરા (ગ્લુકોઝ, સુક્રોઝ, ફુક્ટોઝ) વીટામીન્સ (સી અને બી) એમીનો એસીડ અને ગ્રોથ હોર્મોન્સના કારણે આ પાણીનો ઉપયોગ 'તંદુરસ્તી વર્ધક' પીણા તરીકે તેમજ બેવરેજ અને બીજા અન્ય ખોરાક બનાવવા ઉપયોગી છે.

કાચા નાળિયેરનું પાણી ખૂબ જ તરસ લાગવામાં, ઝાડા, કોલેરા વગેરેમાં ખાસ ઉપયોગી માલુમ પડેલ છે. નાળિયેરના પાણી સાથે ફળોના રસનો ઉપયોગ વાય, ગાંડપણ જેવા રોગોમાં ખૂબ જ ઉપયોગી છે.

ડ્રોપ્સી અને મુત્રાશયમના રોગોમાં પણ તે ખૂબ જ ઉપયોગી છે.આ ઉપરાંત ઉલ્ટી, તાવ, જોન્ડીસ, ગેસ્ટ્રોટાઈટ્રીસ, ડીહાઈડ્રેશન જેવા રોગોમાં તેનો સેલાઈન ગ્લુકોઝ તરીકે ઉપયોગ કરી શકાય છે.

શરીરનું ઉષ્ણતામાન જાળવવા, હ્રદયના અવયવોને મજબૂત બનાવવા અને જ્યારે સનસ્ટોક (લુ લાગવાના સમયે) થાય ત્યારે કાચા નાળિયેરનું પાણી ખૂબ જ ઉપયોગી થાય છે.

કાચા નાળિયેરનું પાણી એક ટોનીક તરીકે લેવાથી યૌવન ખીલી ઉઠે છે. તે માટે એક ગ્લાસ કાચા નાળિયેરના પાણીમાં એક ચમચો મધ ઉમેરી મીક્સ કરી સસ્તા ટોનીક તરીકે ઉપયોગ કરી શકાય છે કે જેનો ઉપયોગ 'કામોત્તેજક ઔષધ' તરીકે વાપરી શકાય છે.

મૈથુન દ્વારા થયેલ ખરાબ અસરને તાત્કાલીક નાબુદ કરે છે અને નવયૌવન બક્ષે છે.નાળિયેરીનું પાણી રમતવીરો માટે ખૂબ જ ઉપયોગી છે.

કારણ કે તેમાં ખૂબ જ મોટા પ્રમાણમાં પોટેશીયમ અને શર્કરા છે. તેનો ઉપયોગ હ્રદયના ઉંચા દબાણમાં તેમજ કીડનીના રોગોમાં પ્રતિકારક શક્તિ આપવામાં ખૂબ જ ઉપયોગી બને છે.

નેચરલ બ્યુટી માટેના સોપ, લોશન તથા ક્રીમ બનાવવામાં પણ ખૂબ જ ઉપયોગી છે.

ખીલ અને કાળા ડાઘા દૂર કરવા માટે ફેસ વોશર તરીકે ઉપયોગી છે. ચહેરા પરની ચામડીની કરચલી પડતી અટકાવવામાં, સુકી ચામડી, ચામડી ફાટી જતી અટકાવવામાં મદદ કરે છે.

નાળિયેરનું પાણી, હળદર પાઉડર અને ચંદનનો પાઉડર મેળવી સૌંદર્યવર્ધક ક્રીમ બનાવવામાં ઉપયોગી થાય છે.

કાચા નાળિયેરના પાણીમાં સાયટોકાઈનીનનામનો હોર્મસ હોવાથી જેનો પેશી સંવર્ધનમાં માધ્યમ બનાવવામાં ખૂબ જ ઉપયોગી થાય છે.

વાગેલા ભાગમાંથી લોહી વહી જતું અટકાવવામાં પણ પાણીનો અસરકારક ઉપયોગ થાય છે.

કોઈ માણસ ઉપરથી પડી ગયો હોય કે અકસ્માત થાય તેવા સમય બેભાનમાંથી ભાનમાં લાવવા તથા લોહીનું પરિભ્રમણ ઝડપી બનાવવામાં નાળિયેર પાણીનો ઉપયોગ કરવામાં આવે છે.

ટૂંકમાં સબ દર્દ કી દવા, સબ પીણાનું એક પીણું તે નાળિયેરનું પાણી કહી શકાય તેથી તેને કલ્પવૃક્ષના ફળનું અમૃતપણ કહી શકાય છે.

આમ પાણી પીવાથી ખુબ ફાયદો થાય છે.

જયા દાક્તરી સારવાર ની જરુર પડે તો તરત સારવાર માટે દોડી જાજો

3
જવનુ પાણી પીવાના ફાયદા જાણો છો ?

જવનું પાણી એક એવો પદાર્થ છે જે ઉકાળીને તૈયાર કરવામાં આવે છે જો તેમા થોડીક ખાંડ અને લીંબુ પણ મિક્સ કરી દેવામાં આવે તો આ એક શાનદાર પીણું બની શકે છે.

જવના પાણીમાં એટલા સ્વાસ્થ્ય લાભ છે કે તમે સાંભળીને શૉક થઈ જશો. તો ચાલો અમે તમને બતાવીએ બેનિફિટ્સ ઓફ બર્લેય વોટર.

જવનું પાણી બનાવવા માટે એક પેનમાં 2 ટેબલ સ્પૂન જવમાં 1 કપ પાણી મિક્સ કરી લો. જ્યા સુધી નરમ થઈ જાય ત્યા સુધી તેને ઉકાળો.

આ મિશ્રણને ગાળી લો. તમે છાલટાવાળા અને છાલટા વગરના બંનેમાંથી કોઈ પણ પ્રકારના જવ લઈ શકો છો. છાલટાવાળામાં વધુ ફાયબર હોય છે અને પકાવવામાં વધુ સમય લાગે છે પણ છાલટાં વગરના પકવવા સહેલા હોય છે.

જવમાં રહેલા બીટા-ગ્લુકોને શરીરમાં ઝેરીલા પદાર્થોને મળ દ્વારા બહાર કાઢવામાં મદદ કરે છે અને બવાસીરના સંકટને ઓછુ કરે છે. આ તમને કબજિયાતમાં રાહત અપાવે છે.

આંતરડા સાફ રાખે છે. જેનાથી પેટનુ કેંસર થવાની શક્યતા ઓછી થઈ જાય છે. આ મૂત્રવર્ધકના રૂપમાં કામ કરે છે. આ બેકાર પાણી અને ટૉક્સિક સબ્સટાંસને મૂત્ર દ્વારા શરીરમાંથી બહાર કાઢી નાખે છે.

આ ગરમીને ઓછી કરે છે તેથી ગરમીમાં તેનુ સેવન ફાયદારૂપ છે. આ ઠંડક કરે છે તેથી જો મસાલેદાર ખાવાથી તમારા પેટમાં બળતરા થઈ રહી હોય તો આ તમને રાહત આપી શકે છે.

જવના પાણીની ફાયદાની વાત કરીએ તો તેમા એક સૌથી સારુ એંટી-ઈફ્લેમેટરી ગુણ છે. આ સાંધાના અને ધૂંટણના દુખાવાથી પીડિત લોકોને ફાયદો પહોંચાડે છે.

આ ગઠિયા અને સાંધાના દુખાવાથી પીડિત લોકોને ફાયદો પહોંચાડે છે. આનુ બીટા ગ્લુકોને શરીરમાં ગ્લુકોસના અબ્સોર્પ્શનને ઓછુ કરે છે જેનાથી બ્લડ શુગર લેવલને બનાવી રાખે છે.

આનો મતલબ છે કે જો તમને શુગર છે તો જવનુ પાણી પીવાથી તમારુ શુગર લેવલ નિયંત્રણમાં રહે છે. આ પાણીનું રોજ એક ગ્લાસ સેવન ફાઈબરની જરૂરિયાતને પુર્ણ કરે છે.

આ ખાવાનું જલ્દી પચાવવામાં મદદ કર છે. આ શરીરનું મેટાબોલિઝ્મ વધારીને વજન ઘટાડવામાં મદદ કરે છે. - આ દિવસમાં 2 વાર પીવાથી ડાયેરિયાની પ્રોબ્લેમ દૂર થાય છે.

આ ઈનડાયજેશનની પ્રોબ્લેમ દૂર કરીને એસીડીટીથી રાહત અપાવે છે. આ શરદી અને કફની પ્રોબ્લેમ દૂર કરે છે અસ્થમાનો ખતરો ટાળી શકે છે.

તેમા એક ચપટી સંચળ નાખીને મિક્સ કરીને પીવાથી ખાંસી દૂર થાય છે. એક કપ જવનુ પાણી નુ પાણી પીવાથી માથાના દુખાવામાં રાહત મળે છે.

પેટમાં કૃમિ થાય તો અજમાના પાણીમાં એક ચપટી સંચળ નાખીને પીવો. પેટના કીડા ખતમ થઈ જશે. - આને રોજ સૂતા પહેલા એક કપ પીવાથી ઉંઘ સારી આવશે.

તેને રેગ્યુલર પીવાથી હાર્ટ ડિસીજનો ખતરો ટળે છે. તેનાથી દાંતોનો દુ:ખાવો અને મોઢાની દુર્ગંધની સમસ્યા દૂર થાય છે. - આ પેટ સાથે સંકળાયેલી બીમારીઓ દૂર કરે છે અને કબજ્યાતમાં આરામ આપે છે.

આ કિડની સ્ટોન અને દુ:ખાવાથી રાહત આપે છે. સવારે ખાલી પેટ જવનુ પાણી પીવો, ડાયાબિટીસથી બચી જશો આમ પાણી પીવાથી ખુબ ફાયદો થાય છે.

જયા દાક્તરી સારવાર ની જરુર પડે તો તરત સારવાર માટે દોડી જાજો

4

શરીરને સ્વસ્થ રાખવા સાથે સૌંદર્ય નિખારવામાં ઉપયોગીપરંપરાગત તેલો

આપણી ત્વચા આપણા સૌંદર્યનો આઇનો છે. લિસ્સી, ડાઘરહિત, કાંતિવાન ત્વચા ધરાવતી વ્યક્તિ પહેલી નજરમાં જ આકર્ષક લાગે છે.

પણ શું તમે જાણો છો કે આપણા સૌંદર્યને નિખારવામાં વિવિધ પ્રકારના તેલ કેટલો મહત્ત્વનો ભાગ ભજવી શકે છે. આજની તારીખમાં વધુ તેલ ખાવાની વાત આવે એટલે લોકો મોઢું મચકોડે.

ખાસ કરીને શહેરમાં રહેતા લોકો. તેમાંય છેલ્લા ઘણાં વર્ષથી તબીબો પણ તેમના દરદીઓને આહારમાં તેલનું પ્રમાણ ઓછું કરવાની સલાહ આપે છે.

ટચૂકડા પડદે જોવા મળતી તેલની જાહેરાતોમાં પણ સંપૂર્ણપણે રીફાઇન તેલોની એડવર્ટાઇઝ વધુ હોય છે. જયારે આયુર્વેદાચાર્યોના મતે આવા તેલોમાં કોઇ સત્વ જ નથી બચતું.

વાસ્તવમાં આપણા પરંપરાગત તેલોમાં આપણા શરીરને તંદુરસ્ત અને ત્વચાને ચળકતી રાખવાના ગુણો છે. તેઓ વધુમાં કહે છે કે ત્વચામાં ચમક ત્યારે જ આવે જ્યારે તમારું શરીર આંતરિક રીતે સ્વસ્થ હોય.

આપણા બદામ, કોપરેલ, રાઇ, તલ, ઓલિવ જેવા તેલો સૌંદર્ય નિખારવા માટે અત્યંત ગુણકારી છે. તેથી જ આપણે જે તેલોને રોજિંદા વપરાશમાંથી

જાકારો આપ્યો છે તેનો આધુનિક સ્પામાં છૂટથી ઉપયોગ કરવાંમાં આવે છે. તેઓ વિવિધ તેલોના ગુણો વર્ણવતાં કહે છે......,

મૂળભૂત રીતે બદામ પશ્ચિમ એશિયા અને યુરોપમાં થાય છે. પરંતુ ભારતમાં કાશ્મીર અને પંજાબમાં બદામના વૃક્ષો જોવા મળે છે. બદામ બે પ્રકારની હોય છે,

મીઠી અને કડવી. કડવી બદામમાં અલ્પ માત્રામાં હાઇડ્રોસાયેનિક એસિડ હોવાથી તે ઝેરી હોય છે. બદામના તેલથી ચહેરા પર મસાજ કરવાથી ત્વચા પર કાંતિ આવે છે. આપણા ચહેરા પર કરચલી આવવાનો આરંભ આંખોની આસપાસથી થાય છે.

પરંતુ જો બદામના તેલથી ચહેરા પર મસાજ કરવામાં આવે તો આ કરચલીઓ આવવાની પ્રક્રિયા ધીમી પડે છે. બદામનું તેલ મેકઅપ દૂર કરવામાં પણ ખપ લાગે છે.

ખાસ કરીને આંખોનો મેકઅપ દૂર કરવા માટે બદામનું તેલ વધુ સલામત ગણાય છે. રૂના પુમડા પર બદામનું તેલ નાખીને તેના વડે નેણ લૂછવાથી આંખોનો મેકઅપ સારી રીતે દૂર કરી શકાય છે. જ્યારે મસ્કરા કાઢવા કોટન બડને બદામના તેલમાં ડૂબાડીને ઉપયોગમાં લેવી.

જો તમારા કેશ સુકા અને બરછટ હોય તો અઠવાડિયામાં એક વખત બદામના હુંફાળા તેલથી માથામાં મસાજ કરવાથી વાળ સુંવાળા થાય છે. જેમની ત્વચા સાવ જ શુષ્ક થઇ ગઇ હોય તેમને માટે બદામના તેલથી ચહેરા અને સમગ્ર શરીરે કરવામાં આવતી માલીશ ફાયદાકારક પુરવાર થાય છે.

કોપરેલ તેલમાં થોડું કપૂર નાખીને ઘા પર કે વ્યાધિગ્રસ્ત ત્વચા પર લગાવવાથી ત્યાં ઝટ રૂઝ આવે છે. એટલે સુધી કે નાળિયેરના કાચલામાંથી કાઢવામાં આવેલા તેલથી કુષ્ટ રોગમાં પણ ઝડપથી રાહત મળે છે.

કોપરેલ તેલ ટીબીમાં પણ ફાયદાકારક પુરવાર થાય છે. જેમના વાળ પાંખા હોય તેમણે રાત્રે વાળમાં હુંફાળુ કોપરેલ તેલ લગાવી સુઇ જવું અને સવારે વાળ ધોઇ લેવા.

તેવી જ રીતે જેમના કેશ સુકા હોય તેણે અઠવાડિયામાં બે વખત માથામાં નવશેકા કોપરેલ તેલની માલીશ કરવી. આ પ્રયોગથી તેમના વાળ સુંવાળા અને ચમકદાર બની જશે.

તલ સફેદ, લાલ અને કાળા એમ ત્રણ પ્રકારના હોય છે. સામાન્ય રીતે સફેદ તલમાંથી તેલ બનાવવામાં આવે છે. પરંતુ કાળા તલમાંથી નીકળતું તેલ પુષ્કળ ઔષધિય ગુણો ધરાવે છે. તલના તેલથી માલીશ કરવાથી ત્વચા સુંવાળી બને છે.

બરછટ વાળને લિસ્સા બનાવવા માટે પણ તલના હુંફાળા તેલની માલીશ ખપ લાગે છે. તેનાથી વાળનો જથ્થો પણ વધે છે. માથા કે શરીરના દુખાવામાં તલના તેલથી માલીશ કરવાથી ઘણી રાહત મળે છે. લકવાના દરદીને તલના તેલથી મસાજ કરવાથી ફાયદો થાય છે.

ચહેરાની ત્વચાને ઝડપથી મુલાયમ બનાવવા હથેળીમાં સારા એવા પ્રમાણમાં તલનું તેલ લઇને તેને આખા ચહેરા પર લગાવો. ત્યાર પછી ચહેરા પર હળવા હાથે મસાજ કરો.

હવે એક નેપકીનને હુંફાળા પાણીમાં બોળીને નીચોવી લો. ત્યાર પછી પથારીમાં ચત્તા સુઇને આ નેપકીન મસાજ કરેલા ચહેરા પર થોડીવાર માટે મૂકી રાખો. આ પ્રક્રિયા દરમિયાન પગ નીચે ઓશીકું મૂકીને પગ થોડાં ઉપર રાખો. આમ કરવાથી ચહેરા તરફ રક્તપરિભ્રમણ થશે અને ચહેરો ઝડપથી કાંતિવાન બનશે.

વાંકડિયા વાળ માટે દિવેલ અથવા એરંડિયાનું તેલ ઉત્તમ ગણાય છે. વાંકડિયા કેશ બહુ ગૂંચવાઇ જતા હોવાથી તેને ઓળવામાં ખાસ્સી તકલીફ પડે છે. પરંતુ એરંડિયાનું તેલ જાડું અને ચીકણું હોવાથી વાળમાં થોડું દિવેલ લગાવીને ગૂંચ કાઢવાથી વાળ સહેલાઇથી ઓળી શકાય છે.

વળી આ તેલ વાંકડિયા વાળને સહેજ સુંવાળા પણ બનાવે છે. ઓલિવ ઓઇલની ગણના ઉત્તમ કંડિશનરમાં થતી હોવાથી તનું તેલે વાળ સુંવાળા બનાવવામાં ખાસ્સું મદદગાર થાય છે. વાળમાં લગાવવા માટે મહેંદી પલાળવામાં આવે ત્યારે તેમાં થોડું ઓલિવ ઓઇલ નાખવાથી બરછટ વાળ સુંવાળા થાય છે.

રાત્રે સુતી વખતે માથામાં ઓલિવ ઓઇલથી મસાજ કરો. સવારે વાળ ધોઇ નાખો. તમને તમારા કેશ સુંવાળા અને ચમકદાર જણાશે. ખાસ કરીને ગ્રીષ્મ ઋતુ પૂરી થયા પછી તડકાને કારણે સુકા થઇ ગયેલા વાળ ફરીથી લિસ્સા બનાવવા માટે આ પ્રયોગ કામ આવે છે.

એ વાત સર્વવિદિત છે કે લવિંગની ગણના તેજાના મરીમસાલામાં થાય છે. સ્વાભાવિક રીતે જ તે તેજ હોય. આપણે ઘરમાં જે લવિંગ વાપરીએ છીએ તે સુકા હોય છે. આંદામાન ટાપુ તેમ જ ત્રવણકોરમાં જોવા મળતાં ૩૦થી ૪૦ ફૂટ ઊંચા વૃક્ષોમાંથી મળતી લવિંગ તેના ઔષધિય ગુણો માટે જાણીતી છે. તેના તેલનો સૌથી વધુ ઉપયોગ દાંતના દર્દને દૂર કરવા માટે થાય છે.

મહત્વની વાત એ છે કે આ તેલ એટલું તેજ હોય છે કે જ્યાં પીડા ન હોય એવા ભાગને અડી જાય તોય ત્યાં બળતરા થવા લાગે. તેથી જો લવિંગના તેલનો ઉપયોગ કરવાની નોબત આવે તો તેમાં કોપરેલ કે પછી ઓલિવ ઓઇલ મિક્સ

કરવું. વાંસાના દુખાવામાં પણ લવિંગનું તેલ ઘણી રાહત આપે છે.

સામાન્ય રીતે હાથ પર લગાવવા માટે મહેંદી પલાળવામાં આવે ત્યારે તેમાં થોડાં ટીપાં લવિંગનું તેલ નાખવામાં આવે છે. આમ કરવાથી મહેંદીનો રંગ સરસ આવે છે અને તે લાંબા દિવસો સુધી ટકે છે.

તજ પણ લવિંગની જેમ તેજાના જ હોવાથી તેનું તેલ પણ એકદમ તેજ હોય છે. હિમાલયની ટેકરીઓ પર ૫૦૦૦થી ૬૦૦૦ ફૂટની ઊંચાઇએ થતાં તજના વૃક્ષોની છાલમાંથી તેનું તેલ બનાવવામાં આવે છે. જીવજંતુ કે વીંછી કરડે ત્યારે તજનું તેલ ઔષધિનું કામ આપે છે.

ત્વચાને નિખારવા માટે પણ આ તેલ ખપ લાગે છે. પરંતુ તે અત્યંત તેજ હોવાથી સીધું જ ત્વચા પર નથી લગાવી શકાતું. તેથી ચહેરા પર લગાવવામાં આવતી વિવિધ પ્રકારની ક્રીમ બનાવવામાં તેનો ઉપયોગ કરવામાં આવે છે.

સરસવ લાલ અને સફેદ એમ બે પ્રકારના હોય છે. પરંતું સફેદ સરસરમાં ભરપૂર ઔષધિય ગુણો હોય છે. સફેદ સરસવમાં ૭૫ ટકા જેટલું તેલ હોય છે.

આ તેલ એન્ટિસેપ્ટિક ગણાય છે અને પીડામાં રાહત આપે છે. પાયોરિયા જેવા દાંતના રોગમાં સરસવ તેલનો ઉપયોગ પોટેશિયમ ક્લોરાઇડમાં ભેળવીને કરવામાં આવે છે.

ચહેરા પર નિયમિત રીતે સરસવના તેલથી મસાજ કરવાથી ત્વચામાં ચમક આવે છે અને કરચલી આવવાની પ્રક્રિયા ધીમી પડે છે.

જ્યા દાક્તરિ સલાહ નિ જરુર હોય ત્યા દાક્તરિ સલાહ ને અવગણસો નહિ.

સંદર્ભસાહિત્ય -વૈધં વૈશાલી ઠક્કર,

5
ઘર હોય કે ઓફિસ, તેને લીલુંછમ બનાવો

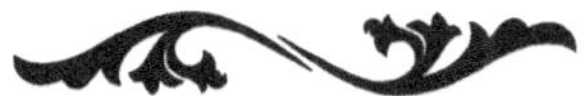

જ્યારે તમે છોડ ઉગાડો છો ત્યારે તેની સુંદરતાં, સુગંધ અને મહેક એ તો જોતી નથી કે તમે પોતાના ઘરમાં રહો છો કે ભાડાનાં ઘરમાં.

ઘર એ ઘર છે અને તે ત્યારે જ શાંતિ આપે છે જ્યારે તેની આસપાસ હરિયાળી હોય. ઘરના બેડરૂમમાં મોટી બારીની સામે બેસી તમે તમારા બગીચાનો આનંદ લઈ શકો,

જેમાં ફૂલોની ભીની સુગંધ હોય, ઝાડ-છોડની તાજગી હોય, ફળોની મીઠી મહેક હોય, તો ઘરથી મળનારી મનની શાંતિ લાજવાબ થઈ જાય છે.

વાસ્તવમાં ઘરની સજાવટની સાથેસાથે આ ઝાડ-છોડ સ્ફૂર્તિ, તાજગી અને ઠંડક પણ આપે છે.ડૉ. ની પોતાની હૉસ્પિટલ છે, પરંતુ ઘર હોય કે હૉસ્પિટલ ડૉ. ને બાગ-બગીચા પ્રત્યેનો અનહદ શોખ છે.

એટલા માટે તેમણે જ્યારે પણ ક્યારેક ઘર બદલ્યું કે ક્યારેક હૉસ્પિટલ તો આજુબાજુના વાતાવરણને અગ્રિમતા આપી.

પૂર્વ દિલ્લીમાં ૫૦ પથારીની આનંદ હૉસ્પિટલને ખોલતી વખતે તેમણે એ વાત પર ખાસ ધ્યાન આપ્યું કે હૉસ્પિટલમાં જ્યાં ઉત્તમ આરોગ્ય સેવાઓ ઉપલબ્ધ કરવામાં આવે, ત્યાં જ અંદરબહાર સજીવ, સ્વાસ્થ્યવર્ધક વાતાવરણ પણ હોય.

ધૂળ-માટીને પોતાનામાં સમાવિષ્ટ કરતી સદાબહાર બોગનવેલના છોડ લગાવ્યાં, જે સુંદર પડદાનું કામ પણ કરતા હતા. રંગીન સુંદર પાંદડાંવાળા ક્રોટનના છોડ પોતાની મનોહર શોભા વિખેરતા હતા.

ઓરડામાં ઈનડોર સુશોભિત છોડ ગોઠવ્યા, તો ફૂલદાનીમાં મોસમી ફૂલ પણ.ઠંડક, તાજગી અને સજીવતા પ્રદાન કરવાની તેમની આ જ પ્રબળ ઈચ્છ ત્યારે પણ કામ આવી જ્યારે તેમણે ચંદીગઢ 3 કનાલના ઘરમાં શિફ્ટ થવાનું વિચાર્યું. સૌથી પહેલાં પ્લાનિંગ કર્યું.

ગેટની બહાર રહેલાં વૃક્ષોની આજુબાજુ ગોળ ઈંટોના વર્તુળ બનાવ્યાં. મિક્સડ ફાર્મિંગનો કોન્સેપ્ટ અપનાવીને ફૂલોની સાથે વૃક્ષોની આજુબાજુ વેલા ચઢાવ્યાં.

એક પડ ધરાવતી રંગૂન વેલ તો આખું વર્ષ તેમના હરિયાળા ઘરનું આભૂષણ બની રહે છે.પછી તેમના પ્લાનિંગનો એક ભાગ બન્યો ડ્રાઈવ ઈન.

ત્યાં તેમણે બંને તરફ કોચિયાના છોડ કૂંડામાં સજાવ્યાં. પોર્ચ સુધી ગાડી પહોંચતાં-પહોંચતાં તેમની નજર 3 સ્ટેપ્સના આયર્ન સ્ટેન્ડ પર સૌથી ઉપર રાખેલ કોટનના સુંદર રંગીન પાંદડાંનાં કૂંડાં,

બીજા સ્ટેપ પર એસપેરાગસના છોડ અને સૌથી નીચે કોલિયસ બ્લૂમીના સજાવેલા છોડવાઓ પર એવી રીતે પડે છે કે જોવાવાળા જોતાં જ રહી જાય છે..

ત્યારબાદ પાછળનો ભાગ એટલે કે કિચન ગાર્ડન માટે લીલાછમ બગીચો બન્યો, જ્યાં બેસીને દિવસના તાપ અને સાંજની ઠંડકની મજા લઈ શકાય. બાકી વધેલી જમીનમાં ઈંટોની મદદથી ચોરસ, લંબચોરસ અને ગોળ ભાગ પાડવામાં આવ્યા,

જેમાં ઔષધીય ગુણો ધરાવતા છોડ ઉગાડવામાં આવ્યા. સર્પગંધાનો છોડ ડોક્ટર આનંદ કેરળથી લાવ્યા હતા. તેનાં પાન એવાં છે કે પાનનો ટુકડો મોંમાં મૂકવામાં આવે તો તજ, લવિંગ, જાયફળ અને ગરમ મસાલાનો સ્વાદ મોંમાં એકસાથે આવે છે.

ડોક્ટર હોવાની સાથે કુશળ ગૃહિણી પણ છે, એટલે તેમણે બાગમાં કોથમીર, ડુંગળી અને અન્ય શાકભાજીનાં છોડ પણ ઉગાડયા.ઈન્સ્યુલિનના છોડ પણ તેમના હર્બલ ગાર્ડનમાં છે.

આ છોડનાં ૨ પાન ઈન્સ્યુલિનની જરૂરિયાત પૂરી થઈ જાય છે. આ છોડ ઉનાળાની ઋતુનો છોડ છે. તેને પણ ડૉક્ટર કેરળથી લાવ્યા હતા.

દિલ્લી સ્થિત પૂસા ઈન્સ્ટિટયૂટમાં શાકભાજી વિભાગના વૈજ્ઞાનિક નું કહેવું છે કે છાયડામાં કેટલાંક ફૂલો અને શાકભાજીનો વિકાસ થતો નથી. તેને ઓછામાં ઓછા ૬ કલાક ખુલ્લા તાપની જરૂર હોય છે.

તેથી જો તમે એને ટેરેસ ગાર્ડનમાં ફેરવીને ઘરને હરિયાળું રાખવાનો શોખ ઘણી સરળતાથી પૂરો કરી શકે છે. તેમાં થોડી મુશ્કેલી માટીની હોય છે અને બીજી પાણીની. શાકભાજી, શાકભાજીને અનુરૂપ કૂંડામાં બ્રોકલી, ગાંઠકોબી, ગંગા-જમના કોબી, પાંદડાંવાળો ચાઈનીઝ સેલડ, ટમેટા અને રીંગણ ઉગાડી શકો છો.

એટલું જ નહીં, જો મોટું લંબચોરસ સિમેન્ટનું કૂંડું હોય કે પછી નકામા પડેલા ટાયર હોય તો તેમાં પણ ૯ ઇંચ માટી ભરી ઘણી સરળતાથી પાલક, ડુંગળી, લસણના છોડ ઉગાડી શકાય છે.

ઘરના નકામા પાણીનો સદ્ઉપયોગ પણ આ છોડમાં ખૂબીપૂર્વક કરી શકાય છે. છતની દીવાલ પર જો ખાલી ફળોના બોક્સમાં પ્લાસ્ટિકની શીટ લગાવી તેમાં માટી ભરી કોથમીર ઉગાડવામાં આવે તો દીવાલની સુંદરતાની સાથે સાથે, સુગંધીદાર કોથમીર પણ પ્રાપ્ત થશે.

તેની સાથે જ તે ટેરેસ ગાર્ડનમાં લોન છત્રી લગાવી, આજુબાજુ ખુરશીઓ ગોઠવીને નાસ્તા-પાણીની મજા લઈ શકાય છે.ટેરેસની સુંદરતામાં ડેલિયા, ગુલદાઉદી, ગુલાબ જેવા છોડ ચાર ચાંદ લગાવી શકે છે.

છોડની માવજત પણ જરૂરી છે અને પાણીની યોગ્ય વ્યવસ્થા પણ.પૂસા કૃષિ સંશોધનના વરિષ્ઠ સેવાનિવૃત્ત વૈજ્ઞાનિક ડૉક્ટરનું માનવું છે કે ભાડાનું ઘર ભલે નાનું હોય, મોટું હોય કે ફ્લેટ હોય,

સ્ત્રીઓ તેમાં બાગ-બગીચાના પોતાના શોખને જાળવી શકે છે.જગ્યા ઓછી છે તો પ્લાનિંગ જરૂરી છે. જો રહેઠાણ ગ્રાઉન્ડ ફ્લોર પર હોય અને આગળપાછળ જગ્યા હોય તો નીચે જમીન પર ક્યારીઓ બનાવો,

નહીંતર કૂંડામાં મનપસંદ છોડ ઉગાડો, પરંતુ આ બધું એના પર આધારિત છે કે તમે ભાડાનું ઘર કેટલા સમય માટે લઈ રહ્યા છો. જેટલો સમય રહેવાના હોય તે સમય અનુસાર જ બાગ-બગીચાનું પ્લાનિંગ કરો.

ઘર સજાવવાની વાત આવે છે, તો સૌથી પહેલું ધ્યાન ફૂલો તરફ જ જાય છે. જાય પણ કેમ નહીં, ફૂલોની સજાવટથી ઘરમાં હકારાત્મક ઊર્જા આવી જાય છે. તાજાં ફૂલ ઘરમાં ખુશાલી લાવે છે.

આવો, જાણીએ કે તેમને તરોતાજા કેવી રીતે રાખી શકાય.* ફૂલ ખરીદતી વખતે ધ્યાન રાખો કે તે તાજાં હોય. કરમાયેલાં ફૂલ ક્યારેય ખરીદશો નહીં.

જો ફૂલવાળાને ત્યાં ફૂલછોડ અસ્તવ્યસ્ત ફરસ પર પડેલા હોય કે પછી તાપમાં રાખેલા હોય તો એવા ફૂલછોડ ખરાબ થશે. માટે તેને ન ખરીદો.

જો તમે પોતે તમારા બગીચામાંથી ફૂલછોડ ચૂંટી રહ્યા હોય તો જેટલા વહેલી સવારે પસંદ કરશો, એટલું જ સારું રહેશે, કેમ કે સવારના સમયે ફૂલોમાં પાણીનું પ્રમાણ આખા દિવસની તુલનાએ વધારે હોય છે.

એક વાસણમાં નવશેકું પાણી લો. પછી ફૂલછોડને ઉખાડતાં જ તેનાં મૂળ એમાં ડુબાડતાં જાવ. તેનાથી ફૂલો તાજાં રહેશે.

ફ્લાવર પોટમાં મૂકતાં પહેલાં ફૂલોની ડાળખી અડધો ઇંચ કાપી લો. આમ કરવાથી મૂળને પાણી શોષવામાં સરળતા રહે છે.

કેટલાક ફૂલછોડની ડાળખી કાપવાથી દૂધ જેવો પ્રવાહી પદાર્થ નીકળે છે. આ પ્રવાહી પદાર્થ મૂળને પાણી શોષવાથી રોકે છે. તેથી તેને નીચેથી લગભગ ૨ ઇંચ સુધી ૧ મિનિટ સુધી ઊકળતાં પાણીમાં રાખો.

દૂધ જેવો પ્રવાહી પદાર્થ નીકળવાનું બંધ થઈ જશે જે પાણીમાં ફૂલોને રાખવા હોય તેમાં પાંદડાં ન હોય. તેનું ધ્યાન રાખો. પાંદડાં પાણીમાં બેક્ટેરિયા પેદા કરે છે, જેનાથી ફૂલ જલદી ખરાબ થઈ શકે છે.

જો તમે ફૂલોને લાંબા સમય સુધી તાજા રાખવા માટે કોઈ પ્રકારના પ્રિઝર્વરનો ઉપયોગ કરો છો,

તો તેને પહેલાં ગરમ પાણીમાં નાખો અને પછી તે પાણીનો ઉપયોગ ફૂલોને રાખવા માટે કરો. ઘણા લોકો તેના માટે એસ્પ્રિનનો ઉપયોગ પણ કરે છે.

પોતાના ફ્લાવર પોટને હંમેસાં સાફ રાખો. તેને સાફ કરવા માટે સાબુ અને નવશેકા પાણીનો ઉપયોગ કરો. ગંદા ફ્લાવર પોટ પણ બેક્ટેરિયા ઉત્પન્ન કરે છે.

6

ખીલ તથા કાળા ડાઘ રાહત પામવાના નુસખા

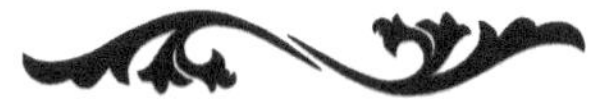

માનુનીઓની સુંદરતામાં ખીલ તથા ડાર્ક સર્કલ કાળા ડાઘ સમા છે. આ સમસ્યાઓથી છૂટકારો પામવા મહિલાઓ વિવિધ નુસખાઓ અપનાવતી હોય છે.

જે દરેક ફાયદાકારક હોતા નથી.આંખની નીચેના કાળા કુંડાળા થવાના વિવિધ કારણો છે જેવા કે અપૂરતી નિદ્રા, રક્તમાં હેમોગ્લોબિનની ઊણપ, શરીરમાં પાણીની કમી વગેરે.અહી ડાર્ક સર્કલથી રાહત પામવાના નુસખા જણાવામાં આવ્યા છે.

પૂરતી નિદ્રા લેવી. સામાન્ય રીતે ઓછામાં ઓછી સાત-આઠ કલાકની નિદ્રા જરૂરી છે. તેથી સમયસર ઊઠવાની અને સુવાની આદત પાડવી તેમજ ભરપુર ઊંઘ લેવી.

માનસિક તાણનો ભોગ બનવાથી પણ આંખ પાસે કાળા કુંડાળા થતા હોય છે. મોટા ભાગની મહિલાઓને નાની-નાની વાતમાં પણ ટેન્શન કરવાની આદત હોય છે, જે તેના માટે ઘણી બાબતોમાં હાનિકારક નીવડે છે.

આંખ પાસેના ડાર્ક સર્કલ માટે પણ આ એક કારણ જવાબદાર છે. તેથી જીવન શક્ય હોય તેટલું સરળ અને સહજ રાખવું. મનની ખુશીની છબી ચોક્કસ ચહેરા પર પડે છે.

રાતના સૂતી વખતે આંખ નીચે ઊચ્ય ગુણવક્તાયુકત અંડર આઇક્રિમ લગાડવું.આંખમાં ન જાય તેનું ધ્યાન રાખવું.-દરેક ઋતુમાં ઘર બહાર નીકળતા પહેલા સનસ્ક્રિન લોશન લગાડવું ભૂલવું નહીં.

સનસ્ક્રિન લોશન ન લગાડો તો આંખ પાસેના કાળા કુંડાળા વધુ ઘેરા થઇ જશે.જે ચહેરા પર ઉઠશે પરિણામે ચહેરો બદસૂરત લાગશે.-ખીરાના ઠંડા પોતા આંખ પર મુકવા જેથી આંખને ઠંડક પ્રદાન થશે તેમજ આંખ પાસેના ડાર્ક સર્કલ ઓછા થશે.-

શરીરમાં પાણીની ઉણપને કારણે પણ ડાર્ક સર્કલની સમસ્યા થતી હોય છે. તેથી નિયમિત આઠ થી દસ ગ્લાસ પાણી પીવું જરૂરી છે.-શરીરમાં હેમોગ્લોબિનની કમીને કારણે આંખ પાસે પણ કાળા કુંડાળા થતા જોવા મળે છે,

જેથી તબીબની સલાહ લેવી જરૂરી છે. - લાંબી બીમારીને કારણે પણ આંખ પાસે ડાર્ક સર્કલની સમસ્યા ઉદભવે છે આવી સ્થિતિમાં ટેન્શન કરતા સામાન્ય ઇલાજ કરવા અને બીમારીમાંથી સાજા થવાની રાહ જોવી.

ખીલ તથા તેના ડાઘા મોટા ભાગની ટેનએજર યુવતીઓની સામાન્ય સમસ્યા છે. ખીલ અને ચહેરા પરના તેના ડાઘમાંથી છૂટકારો મેળવવા હળવા ફેસવોસથી દિવસમાં ચાર-પાંચ વખત ચહેરો ધોવો.

તૈલીય ત્વચા ધરાવનારે નિયમિત ઓઇલ ફ્રી સૌંદર્ય પ્રસાધનનો ઉપયોગ કરવો. સાત-આઠ કલાકની પૂરતી નિંદ્રા લેવી. અપૂરતી ઊંઘ પણ ખીલ થવા માટે કારણભૂત છે.

શક્ય હોય તેટલી તળેલી વાનગીઓ ઓછી ખાવી. તેમજ જન્કફૂડનું સેવન પણ ઓછું કરવું.- ખીલને સ્પર્શ કરવો નહીં તેમજ ફોડવા નહીં. આમ કરવાથી બેકટેરિયા ચહેરાના અન્ય ભાગ પર પણ ફેલાઇ શકે છે.

ખીલને સ્પર્શ કરવો જ હોય તો ટિશ્યુ પેપરથી હળવા હાથે કરવો.- દિવસમાં પૂરતું પાણી એટલે કે સાત-આઠ ગ્લાસ ગટગટાવીજવા.

અપચો કે કબજિયાત જેવી પેટની તકલીફને કારણે પણ ખીલ થતા ગોય છે તેથી પેટ સાફ રહે તેવા પ્રયાસ કરવા.

ફુદીનો, વરિયાળી, અને પપૈયનું સેવન નિયમિત કરવું.ફુદીનો વરિયાળી વાટી તેનું પાણી પીવાથી પણ ફાયદો પહોંચે છે.

જ્યા દાક્તરિ સલાહ નિ જરુર હોય ત્યા દાક્તરિ સલાહ ને અવગણસો નહિ.

સંદર્ભસાહિત્ય -વૈદ્યં સુરેખા વૈશાલી ઠક્કર

7
આરોગ્ય સંજીવની -'અજમો'

ઘરગથ્થુ ઉપચારો જે ઉપાયો ખૂબ જ સરળ, સસ્તા અને હાથવગા છે. છતાં આપણે તેનાથી અજાણ છીએ. આ નાનાં-નાનાં પ્રયોગો ઘણીવાર હોસ્પિટલ કે દવાખાનાની મુલાકાત ટાળી દે છે.

દરેક ગુજરાતી ઘરમાં અજમો તો હોય જ છે. આપણાં ગુજરાતમાં દરેક વાયડા શાકમાં અજમો નાખવાનો રીવાજ છે. આ અજમો વાયુનાશક હોવાથી પેટમાં વાયુ થતો નથી.

અજમો ડોસીવૈદ્યનું ખૂબ ઉપયોગી ઔષધ છે. અજમાનાં લીલા પાનનાં ભજીયા પણ બનાવાય છે. અજમો પ્રસુતા સ્ત્રીને આપવાથી તેનું પાચન સારું થાય છે. તાવ આવતો હોય તો બંધ થાય છે. અને માતાને ધાવણ વધારે છે.

અજમો બહેનોમાં ગર્ભાશયને ઉત્તેજિને માસિક સાફ લાવે છે. અજમાનું તેલ સંધિવાતનાં સોજા ઉપર ખૂબ ઉપયોગી છે. કાનમાં ચસકા આવતાં હોય તો અજમો - લસણ થોડા તેલમાં નાખી, તેનાં ટીપાં કાનમાં નાખવાથી લાભ થાય છે.

અજમામાંથી તેનાં ફૂલ ''થાયમોલ'' બને છે, જે ખાસ બામ, પાન-મસાલા તથા વિલાયતી દવાઓમાં વપરાય છે. તેનાથી કૃમિ, કોલેરા, ઉદરશૂળ, હિસ્ટીરિયા વગેરે મટે છે.

અજમાનો અર્ક કઢાય છે, જે પેટનાં શૂળ, અપચા, અને મંદાગ્નિમાં વપરાય છે. ગળા પાસે નસો (ગરદન) સૂજી ગઇ હોય અને કફ વધુ નીકળતો હોય તો, અજમો વાટી, તેની પોટીસ ગરદન પર બાંધવાથી અને વાપરવાથી લાભ થાય છે.

મીઠું - હળદળ ચડાવેલ અજમાને શેકીને તેની ફાકી લેવાથી શરદી - ઉધ્રસ મટે છે.ઠંડીનો તાવ (શીતજવર):- ઠંડી લાગીને આવતા તાવમાં રોજ ૨ ગ્રામ જેટલો અજમો ગળી જવાથી,

ઠંડીનું જોર નરમ પડે છે. પરસેવો વળે છે અને તાવ ઉતરે છે. તાવ પછી થાક ખાસ લાગતો નથી. પ્રસૂતા સ્ત્રીને આવતા તાવમાં પણ અજમાની ફાકી ગરમ પાણી સાથે અપાય છે

કફજન્ય ઉધ્રસ તથા શ્વાસમાં નવશેકા પાણી સાથે અજમો ખવડાવવો. તથા તેની બીડી કે ચલમ કરી ધૂમ્રપાન કરવાથી લાભ થાય છે.

ગરમ પાણીમાં ૧/૨ ચમચી જેટલો અજમો લેવાથી વાયુ, શરદી કે કૃમિદોષથી થતું ઉદરશૂળ શમે છે.મરડો:- અજમો, હરડે, સિંધવ અને હીંગની ફાકી લેવાથી આ દર્દ મટે છે.

વારં-વાર પેશાબ કરવા જવાની તકલીફોમાં અજમો અને કાળાતલ ભેગાં કરી રોજ સવાર-સાંજ ખાવાથી લાભ થાય છે.

રોજ સવારે નરણે કોઠે અજમો અને ગોળ ખાવો તથા જુલાબ લેવો જેથી શીળસનું જોર ઓછું થઇ જાય છે. પ્રસૂતા સ્ત્રીને અજમો-સૂંઠ-ગોળ ખવરાવવાથી તેની પાચનક્રિયા વેગીલી બને છે. તેને ભૂખ સારી લાગે છે.

અપાનવાયુ છૂટે છે. કમરની પીડા મટે છે તથા ગર્ભાશય શુધ્ધ થાય છે.શરદી-ઉધ્રસ:- કાયમ મીઠું, હળદર વાળો શેકેલો અજમો જમ્યા પછી મુખવાસ તરીકે ખાવાની ટેવથી શરદી-ઉધ્રસ મટે છે.

આ પ્રયોગ વખતે ગળપણ, ખટાશ કે ચીકાશ ન લેવું તથા અજમાનો ધુમાડો લેવો. અજમાની પોટલી વડે છાતીએ શેક દર્દીને અજમાનો અર્ક ૫-૧૦ ટીપા દરરોજ આપવો.

અથવા ગરમ પાણી સાથે અજમો અને મીઠું અથવા ખાવાનો સોડા મેળવી આપવાથી શ્વાસનો હુમલો શમે છે.

રોજ અજમો ફાકીને ઉપરથી ગરમ પાણી પીવાની ટેવ રાખવાથી પેટનું શૂળ, મોળ, અપચો તથા નળબંધ વાયુ મટે છે.ગોળો હિંગ, સંચળ અને અજમો સાથે મેળવી પાણીમાં લેવાથી પેટનો ગોળો મટે છે.

અજમો તથા જૂનો ગોળ બંને ૩-૩ ગ્રામ જેટલા સવાર-સાંજ લેવાના નિયમથી વાયુનાં હરસ-મસા મટે છે.શરીર ઠંડુ પડી જવું:- કોલેરા,

દમ કે સન્નિપાત જવરનાં હુમલામાં ઘણીવાર શરીર એકદમ ઠંડુ પડી જાય છે. તેવા સમયે અજમાને પાણી સાથે લસોટી, તે દર્દીને હાથે-પગે-શરીરે તેનાથી શેક કરાય તો, શરીરમાં ગરમી આવશે. સરસિયા કે તલનાં તેલમાં થોડો અજમો નાખી,

તેલ ગરમ કરી ઉતારી લો. પછી સંધિવાતનાં સોજા પર તે તેલનું માલિશ કરો. ચોક્કસ લાભ થશે.

અજમો, મરી, એલચી-ફોતરાં, માયુફળ અને લોધ્ર સરખે ભાગે લઇ દંતમંજન બનાવીને વાપરો. અથવા તે દવા ઠંડા પાણીમાં નાખી, તેનાં રોજ કોગળા કરો. હાલતાં દાંત ફરી મજબૂત થઇ જશે.

જેઓ ખરેખર દારૂનાં વ્યસનમાંથી મુક્ત થવા ઈચ્છતા હોય તેમણે મનને ખૂબ મજબૂત રાખીને દારૂ પીવાની લાલસા દબાવવી, ન રહેવાય તો, તલપ લાગી હોય ત્યારે, ૧ ચમચી જેટલો અજમો ધીમે-ધીમે ચાવવો.

દારૂની તલપ શમી જશે, અને વ્યસનમુક્ત થવાશે. દવા તરીકે અજમો હંમેશાં બને તેમ નવો જ લેવો. જૂનો અજમો ખાસ કંઇ લાભદાયી થતો નથી.

અજમો વીર્યનાં દોષ, તાણ, શૂળ, વ્રણ, દુર્ગંધ, અપચો, ઝાડા, મરડો, શરદી અને કોલેરામાં પણ ખાસ લાભપ્રદ છે.

જ્યા દાક્તરિ સલાહ નિ જરુર હોય ત્યા દાક્તરિ સલાહ ને અવગણસો નહિ.

સંદર્ભસાહિત્ય - વૈદ્યં જ્હાનવીબેન ભટ્ટ

8

વર્ષાઋતુમાં તમને તંદુરસ્ત રાખશે આ આહાર

ચોમાસુ એટલે કુદરતી હરિયાળીને માણવાની અને ધોધમાં નાહવાની મોસમ. ભીની માટીની આહ્લાદક સોડમ અને નભમાંથી વરસતાં ફોરાં પ્રેમી પંખીડાઓના રોમ રોમમાં રોમાંચ ભરી દે.

પણ વરસાદની આ મોજ સાથે વાતાવરણમાં રહેલા સૂક્ષ્મ જીવાણુઓ પણ આપણા ઉપર ત્રાટકે. આ મોસમ પોતાની સાથે ઘણી વ્યાધિઓ પણ લેતી આવે છે.

આ સીઝનમાં ચયાપચયની ક્રિયા અસર પામે છે તેને કારણે જ આપણે ઘણી બીમારીઆના ભોગ બનીએ છીએ. પરંતુ આ બીમારીઓમાંથી બચવાના સાવ સરળ ઉપાયો પણ આપણાં રસોડામાં જ મોજૂદ છે. જરૂર છે તેના વિશે જાણવાની. આહારશાસ્ત્રીઓ તેના વિશે માહિતી આપતાં કહે છે......,

આપણા રસોડામાં વપરાતા રોજીંદા મસાલા આપણી ચયાપચયની ક્રિયાને વ્યવસ્થિત રાખવામાં સહાય કરે છે. આહાર નિષ્ણાતો કહે છે કે જીરું, કોથમીર ઇત્યાદિ આપણી રોગ પ્રતિકારક શકિત વધારે છે. જીરું ખોરાક પચાવવામાં મદદ કરે છે.

મેથીના દાણા કોલેસ્ટરોલને અંકુશમાં રાખે છે અને શરીરમાં રહેલી ચરબી ઘટાડે છે. જ્યારે કોથમીર શરીરની અંદર રહેલી ગરમીને સંતુલિત રાખે છે. આ પદાથી રક્તચાપને વધતો અટકાવે છે. મધને આયુર્વેદમાં અગ્રણી સ્થાન

આપવામાં આવ્યું છે તેનું કારણ છે તેના ઔષધિય ગુણો. મધથી પણ રોગ પ્રતિકારક શક્તિમાં વૃધ્ધિ થાય છે.

મધ ગળાની ખરાશ દૂર કરવામાં મદગાર પુરવાર થાય છે. મધને જો હળદર સાથે લેવામાં આવે તો તેનાથી શરદી, ખાંસી, ગળાની ખરાશ,ખીલ કે ત્વચા પર આવતી અન્ય ફોલ્લીઓ ઇત્યાદિ સરળતાથી અંકુશમાં લઇ શકાય છે.

ધાર્મિક ભાવના ધરાવતા ઘણાં લોકો ચોમાસા દરમિયાન કાંદા-લસણનો ત્યાગ કરે છે. પરંતુ લસણ એક અક્સીર જડીબુટ્ટી છે. તે અપચો દૂર કરીને ચયાપચયની ક્રિયા સુચારુપણ ચલાવવામાં સહાયક બને છે.

તેમાં રહેલા ચોક્કસ તત્વો હાઇપરટેન્શન ખાળવામાં મદદ કરે છે. ચોમાસામાં પાચન ક્રિયા ધીમી પડી જતી હોવાથી આહાર પચાવવામાં મુશ્કેલી થાય છે.

પરંતુ લસણ ખોરાક પચાવવામાં મદદગાર પુરવાર થાય છે. સાથે સાથે તે શરીરના વિષારી તત્વો બહાર ફેંકવામાં પણ સહાય કરે છે. ચોમાસામાં પાચનક્રિયા નબળી પડવાથી શરીરમાં ઊર્જાનો અભાવ વરતાય છે.

પરંતુ હળદરમાં રહેલા પોષક તત્વો આપણામાં શક્તિનો સંચાર કરે છે. હળદરમા પ્રચૂર પ્રમાણમાં પોટેશિયમ, મેગ્નેશિયમ, લોહ તત્વ રહેલાં હોય છે.

તેમાં રહેલા એન્ટિઇન્ફ્લેમેટરી તત્વો એસિડિટીને ખાળે છે. શરદી-ખાંસીમાં હળદરવાળું દૂધ પીવાથી તાત્કાલિક રાહત મળે છે. આ ઋતુમાં ચેપ લાગવાની શક્યતા ઘણી વધુ રહે છે.

આવી સ્થિતિમાં જાંબુ, કેળાં,ચેરી જેવા ફળોમાં રહેલાઍન્ટિઓક્સિડંટ્સ ચેપ રોકવામાં મદદ કરે છે. આ ફળો અત્યંત પૌષ્ટિક હોવાથી શરીરને પૂરતા પ્રમાણમાં પોષક તત્વો પણ મળી રહે ચે.

ગુજરાતી પ્રજાને ચામાં આદુ નાખીને પીવાની સલાહ આપવાની જરુર ન હોય. આમ છતાં સામાન્ય રીતે જે લોકો આદુ વિનાની ચા પીતાં હોય તેમણે ચોમાસામાં આદુ નાખેલી ચા પીવી.

આ સિવાય ચામાં તુલસી, રોઝમેરી, અડુલસા, લેમનગ્રાસ જેવી જડીબુટ્ટીઓ નાખીને પીવાથી શરદી, ખાંસી જેવી વ્યાધિમાં રાહત મળે છે. આ બધી જડીબુટ્ટીઓ ચોમાસાને વગતી વ્યાધિઓ મટાડવામાં સહાયક બને છે.

ફળો ઉપરાંત શાકભાજિ અને સુકો મેવો પણ ચોમાસામાં આપણને સ્વસ્થ રાખે છે. બદામ, અખરોટ, સુરજમુખીના બી, તલ ઇત્યાદિમાં પૂરતા પ્રમાણમાં પ્રોટીન અને અન્ય પોષક તત્વો હોય છે.

તેનાથી આપણા શરીરમાં કેલ્શિયમની આપૂર્તિ થઆય છે તેવી જ રીતે વિવિધ શાકભાજિને બાફીને ખાવાથી પણ શરીર સ્વસ્થ રહે છે.

આહાર નિષ્ણાતો વધુમાં કહે છે કે આ સીઝનમાં ચોક્કસ વસ્તુઓ ન ખાવાની પણ એટલી જ કાળજી કરવી રહી.ચોમાસામાંઠંડા પદાર્થો ખાવાનું ટાળવું.

તેવી જ રીતે ભજિયા ખાવાથી પણ દૂર રહેવું. તેઓ વધુમાં કહે છે કે સામાન્ય રીતે ધોધમાર વરસાદ વરસતો હોય ત્યારેઆપણને કાંદાના ભજિયા ખાવાનું બહુ મન થાય છે.

પરંતુ આ ઋતુમાં પાચનક્રિયા મંદ પડી જતી હોવાથી તે પચવામાં ભારે પડે છે. વળી તેને કારણે વજન વધવાની ભીતિ પણ રહે છે.

તેથી કોઇપણ જાતના તળેલા પદાર્થો ખાવાનું સલાહભર્યું નથી. બહેતર છે કે વિવિધ જાતના સુપ પીવામાં આવે.

જ્યા દાક્તરિ સલાહ નિ જરુર હોય ત્યા દાક્તરિ સલાહ ને અવગણસો નહિ.
સંદભઁસાહિત્ય-- વૈદ્યં વૈશાલી ઠક્કર